NOTE

AU SUJET DES FALSIFICATIONS

DU

SULFATE DE QUININE [1];

PAR M. HENRY FILS,

SOUS-CHEF A LA PHARMACIE CENTRALE.

(Lue à la Société de Pharmacie de Paris, le 15 juillet 1829.)

Dans une circulaire publiée il y a plusieurs mois, M. Auguste Delondre, négociant distingué et pharmacien reçu à l'École de Paris, désirant offrir au public une garantie *réelle* de la pureté du sulfate de quinine préparé dans sa fabrique, pensa qu'il serait avantageux d'indiquer sur ses étiquettes des moyens faciles de la constater, persuadé que ce projet, très louable en lui-même, recevrait l'approbation générale. Afin d'arriver à ce but, et pour me donner une nouvelle preuve de sa confiance et de son amitié, M. Auguste Delondre voulut bien s'adresser à moi pour obtenir ces diverses indications. Il me fut d'autant plus facile de répondre à ses désirs, qu'il me suffit de rechercher tout ce qui avait été communiqué ou publié depuis long-temps sur les falsifications du sulfate de quinine, soit par MM. Pelletier et Caventou, soit par MM. Robiquet, Chevallier, Dublanc jeune, Philipps, Bussy, Boutron, etc. Je lui proposai donc les quatre modes suivans :

1°. La dissolution dans l'alcool chaud ;

2°. La dissolution à l'aide de l'eau très légèrement acidulée ;

(1) M. Pelletier ayant demandé à la Société que la partie commerciale de ce travail fût supprimée, pour entrer dans le Bulletin des travaux de cette Société, j'ai préféré laisser le Mémoire en son entier, afin de faire connaître les motifs qui m'avaient engagé à répondre à ce chimiste : c'est pourquoi j'ai cru devoir le retirer, et le faire imprimer à part et hors du journal.

3°. La calcination;

4°. La décomposition par un alcali et l'évaporation de la liqueur.

A l'aide de ces procédés fort simples, l'acheteur peut, sinon reconnaître de suite la nature du corps mêlé au sulfate, du moins s'assurer de sa présence, et juger par là de l'impureté du sel fébrifuge (1).

On voit que, dans une foule de circonstances, ces premiers essais peuvent suffire ; je dirai tout à l'heure qu'il n'est pas besoin de manipulations très délicates pour prononcer sur la nature de la plupart des substances employées jusqu'à ce jour à sophistiquer le sulfate dont nous parlons.

Depuis la publication de la circulaire de M. Auguste Delondre, il en a paru une signée par MM. Pelletier et Caventou, dans laquelle ces habiles chimistes ont cru devoir contrôler ces procédés, quoiqu'ils eussent jusqu'alors été généralement approuvés ; car ils ont déclaré *impossible de reconnaître toutes les falsifications possibles du sulfate de quinine.*

D'après cette manière d'envisager la question, on voit quelle extension il serait facile de lui donner ; mais je ne pense pas que personne ici suppose que j'aie voulu empiéter pour ainsi dire sur l'avenir, en proposant des procédés applicables à des falsifications non encore connues, et que le temps seul nous apprendra. Je ne crains donc pas de prononcer que par les moyens indiqués ci-dessus, il est non-seulement possible, mais facile de s'assurer de toutes les sophistiqueries *signalées jusqu'aujourd'hui* dans le sulfate de quinine.

Toutefois, bien que ces moyens réussissent avec un plein succès, l'opinion des savans auteurs de la découverte de la quinine est d'un trop grand poids, pour que je ne cherche pas à réfuter tout ce qu'elle a de désavantageux pour le public et

---

(1) Je suis loin de contester la garantie que peut offrir l'apposition de tels ou tels cachets; mais malheureusement ces cachets ne peuvent-ils pas être soulevés par des mains étrangères, et le sel altéré à l'insu des fabricans ; n'arriverait-il pas impur dans la circulation ? Quelle garantie donneront donc alors ces cachets ?

pour moi ; aussi, malgré l'infériorité de mes propres forces, je ne vais pas moins tenter de détruire l'impression funeste d'impunité que leur opinion accorderait aux falsificateurs. C'est dans cette vue que j'ai entrepris plusieurs essais, dont je vais avoir l'honneur d'entretenir la Société, bien qu'ils ne soient presque tous que confirmatifs de ceux annoncés depuis long-temps.

Énumérons les substances qui ont été mêlées au sulfate de quinine ; ce sont :

Le sulfate de chaux en aiguilles soyeuses, l'amianthe, la magnésie ou son carbonate, peut-être celui de chaux, le sulfate de soude effleuri, l'agaric blanc réduit en poudre, l'amidon, la gomme arabique, le sucre également pulvérisés, la mannite, la stéarine, l'acide margarique et le sulfate de cinchonine.

En supposant l'addition du phosphate de soude effleuri, de la cétine, de la sous-résine élémi ou amyrine, et des acides subérique ou benzoïque, à l'aide des procédés annoncés, on pourra facilement isoler ces diverses substances du sulfate de quinine, pour les soumettre ensuite à quelque examen ultérieur.

Je ne crois pas devoir citer les alcaloïdes trouvés dans l'eupatoire par M. Rhigini, et dans une nouvelle espèce de quinquina, par M. Pelletier, parce que, d'une part, l'existence du premier n'a pas été confirmée jusqu'ici, et que celle du second n'a encore été annoncée que très verbalement et superficiellement ; j'attendrai que son auteur publie les moyens de l'obtenir, et nous donne les caractères de ce corps, pour examiner à mon tour son mélange avec le sulfate de quinine. Je ne doute pas, en effet, que puisque M. Pelletier lui a reconnu quelques propriétés distinctes des autres alcaloïdes connus des quinquinas, il ne soit possible, aidé de son travail, d'arriver à en démontrer aussi la présence (1).

---

(1) Depuis la lecture de ce Mémoire, M. Pelletier a annoncé à l'Académie royale de Médecine que cet alcaloïde nouveau cristallise comme la cinchonine, sans être volatil; qu'il se combine avec l'acide sulfurique en donnant une substance gélatineuse non cristallisée, et qu'il produit enfin, avec l'acide nitrique ordinaire, une teinte d'un très beau vert.

Pour entreprendre les essais que je vais avoir l'honneur de soumettre à votre jugement, j'ai fait des mélanges de sulfate de quinine pur et bien cristallisé, avec les substances désignées plus haut, dans les proportions d'un sixième, d'un dixième, d'un douzième de ces dernières, et en agissant, autant que possible, sur une quantité assez grande de matière, puisque, dans la majeure partie des expériences, la quinine n'est pas perdue. On peut alors prononcer plus sûrement sur la nature du corps ajouté.

EXPÉRIENCES.

Premier procédé. (*Traitement par l'alcool rectifié chaud.*)

On sépare aisément du sulfate de quinine, au moyen de l'alcool chaud, le sulfate calcaire, l'amianthe, la magnésie ou son carbonate, celui de chaux, le sulfate de soude, le phosphate de la même base, du moins en partie, l'amidon, la gomme arabique, et une portion de l'agaric blanc.

La présence d'une de ces substances, sa nature même étant inconnue, indique de suite à l'acheteur que le sel de quinine est altéré. Par quelques expériences subséquentes, on en découvre bientôt la nature. Ainsi :

Le *sulfate de chaux* dissous dans l'acide hydrochlorique produit avec l'oxalate d'ammoniaque un précipité blanc, et avec le nitrate de baryte, un dépôt insoluble dans un excès d'acide.

L'*amianthe* ou *asbeste* est inattaquable par les acides, par la chaleur, et en aiguilles soyeuses.

La *magnésie* ou *son carbonate* se dissout dans les acides en les saturant, donne des sels amers cristallisables, précipite en blanc par l'ammoniaque, et est indécomposable par la chaleur.

Le *carbonate de chaux* se dissout avec effervescence dans les acides en les saturant, forme un sel peu soluble avec l'acide sulfurique, et beaucoup avec l'acide hydrochlorique ; n'est pas précipité alors par l'ammoniaque, mais par l'oxalate de cette base.

Le *sulfate de soude* est très soluble dans l'eau, cristallise par l'évaporation ; le sel amer obtenu indique l'acide sulfurique par la baryte et l'acide nitrique en excès.

Le *phosphate de soude* forme un sel également très facile à dissoudre par l'eau, et susceptible de cristalliser ; il donne, avec le nitrate d'argent, un précipité jaunâtre soluble dans un excès d'acide et dans l'ammoniaque ; par la baryte et la chaux, des précipités blancs floconneux.

L'*amidon* fait une gelée avec l'eau bouillante par le refroidissement, et bleuit par la teinture d'iode.

La *gomme arabique* est dissoute à froid par l'eau, se décompose par une forte chaleur ; ses dissolutions précipitent par le sous-acétate de plomb, la potasse silicée, et traitées à chaud par l'acide nitrique, produisent de l'acide mucique.

L'*agaric blanc* laisse une matière blanche fongueuse décomposable au feu, sur laquelle les acides faibles et l'eau sont sans action sensible, etc.

Deuxième procédé. (*Traitement par l'eau acidulée très légèrement avec l'acide sulfurique.*)

Par cet agent, on ne dissout sensiblement que le sel de quinine ; la stéarine, les acides margarique et stéarique, la cétine, l'agaric blanc, la sous-résine élémi ou *amyrine*, l'acide subérique et benzoïque, et en général tous les corps gras et résineux, restent insolubles. Chacune de ces substances, examinée isolément, donne les caractères que voici :

La *stéarine* surnage l'eau, se fond à 45°, en produisant un corps gras ; elle fait sur le papier une tache graisseuse, est très volatile, soluble dans l'éther, l'alcool, et peut cristalliser par le refroidissement, etc.

Les *acides margarique* et *stéarique* sont plus légers que l'eau, où ils sont insolubles ; lavés avec ce liquide et dissous dans l'alcool, ils donnent à ce dernier la propriété de rougir le papier bleu, cristallisent par le refroidissement ; se fondent à 65° ou 70° ; peuvent se combiner aux bases telles que la soude, la chaux, la baryte, etc. Les sels décomposés au moyen de l'acide hydrochlorique reproduisent ces corps gras acides surnageant l'eau, etc.

La *cétine* est aussi plus légère que l'eau, fusible à 45° ou 50°, très volatile, cristallisable dans l'alcool ; les petites lames micacées se saponifient sans donner de principe doux, etc.

L'*agaric blanc* ne laisse dissoudre qu'un peu de matière extractive ; son résidu est une matière fongiforme, légère, blanche, décomposable au feu, et dont l'alcool sépare une matière particulière résineuse.

La *sous-résine élémi* ou *amyrine* est en mamelons blancs légers, ou en aiguilles soyeuses, ne surnageant pas l'eau, solubles dans l'alcool bouillant et cristallisables par le refroidissement ; elles brûlent sur les charbons avec une flamme très fuligineuse, et répandent une odeur de résine élémi, etc.

L'*acide subérique* est en une poudre blanche plus pesante que l'eau, se fond à une température moyenne, dégage une odeur de suif, et prend l'aspect d'un corps gras ; cristallise par le refroidissement ; il se volatilise aussi, est soluble dans l'eau chaude, qu'il rend acide, et précipite en blanc les sels de plomb, d'argent, etc.

L'*acide benzoïque* est soluble dans l'eau chaude, cristallise par le refroidissement ; son acidité est très forte ; il se volatilise facilement, et forme une vapeur qui cristallise en petites aiguilles par le refroidissement. Combiné à la chaux, le sel est soluble, et précipite en blanc par l'acide hydrochlorique.

Nota. La myricine serait facile à séparer aussi par le procédé suivi dans cette série.

TROISIÈME PROCÉDÉ. (*Traitement par la calcination.*)

Ce moyen, plus long que les précédens, à cause de la difficulté de bien décomposer la matière organique, ferait reconnaître les substances minérales, telles que le sulfate de chaux, l'amianthe, la magnésie, etc. Nous ne le proposons que pour juger de la présence du phosphate de soude, supposé mêlé au sel de quinine. On calcine légèrement, on traite par l'eau pure le résidu ; la liqueur filtrée donne par évaporation des cristaux, et produit, avec le nitrate d'argent, la réaction indiquée déjà.

Quatrième procédé. (*Traitement par les alcalis et évaporation de la liqueur.*)

On arrive, avec un peu moins de promptitude à la vérité, à isoler du sulfate de quinine par ce mode, le sucre, la mannite et la cinchonine sulfatée (ce sel ajouté toutefois dans une proportion plus grande que celle où il se trouve naturellement dans le quinquina jaune).

Après avoir fait dissoudre le mélange dans l'eau très légèrement acidulée, on ajoute avec soin de l'ammoniaque ou de la chaux en très léger excès; le liquide filtré renferme, avec des traces de quinine, le sel ammoniacal formé, ou un peu de sel calcaire.

En calcinant, malgré la présence du sulfate d'ammoniaque, on remarque bientôt l'odeur de caramel très sensible avec le sucre, et assez distincte avec la mannite. Pour ces deux substances, il est préférable de traiter par la chaux, et pour la deuxième, de laver le résidu de l'évaporation avec de l'alcool froid, qui enlève les traces de quinine et laisse la mannite presque intacte. Cette matière a une saveur sucrée facilement acidule; chauffée fortement, elle donne une odeur analogue à celle du caramel.

On a proposé aussi, pour isoler le sucre, un mode inséré dans le *Journal de Chimie médicale*, qui consiste à traiter le mélange par du carbonate de potasse, à évaporer et à redissoudre le sucre du résidu au moyen de l'alcool.

Par l'odeur de caramel très facile à distinguer dans notre procédé, on arrive plus promptement à reconnaître la présence du sucre.

Le *sucre* est très soluble; sa saveur sucrée est masquée en grande partie par des traces de quinine; mais l'odeur de caramel qu'il produit en se décomposant l'annonce très bien. Il peut subir aussi la fermentation alcoolique, etc.

La *mannite*. Cette substance est blanche, sensiblement sucrée, n'éprouve pas la fermentation alcoolique, se fond à une douce chaleur en un liquide incolore, et chauffée plus fortement, se caramélise. L'alcool bouillant dissout la mannite et la laisse cristalliser, par le refroidissement, en petits mamelons blancs.

La *cinchonine.* Lorsque le sulfate de quinine est mêlé de sulfate de cinchonine en proportions très notables, on reconnaît cet alcali en décomposant d'abord les deux sels au moyen de l'ammoniaque en excès; le précipité mis en contact avec l'alcool bouillant, laisse dissoudre les deux bases, et après l'évaporation aux deux tiers, la quinine est précipitée en partie sous la forme de résine, et la cinchonine ne tarde pas à cristalliser en petites aiguilles radiées, blanches, amères, volatiles, saturant les acides, etc.

On arrive au même but en remplaçant l'alcool par l'éther sulfurique chaud, qui n'attaque presque que la quinine, et laisse la cinchonine, dont on recherche ensuite les caractères.

Dans ce procédé, en opérant avec la chaux, un dégagement d'ammoniaque subit et marqué indiquerait la présence d'un sel ammoniacal.

D'après cet aperçu, on voit que les modes proposés pour constater la pureté du sulfate de quinine suffisent, quant à présent, très bien.

Nous objecterait-on qu'il serait peut-être impossible d'y reconnaître d'autres principes cristallisables organiques, tels que la narcotine, la caféine, la pipérine, l'hespéridine, par exemple, ou des alcaloïdes, comme la morphine, la brucine et la strychnine? Si par falsifications nous pouvons entendre des mélanges illicites faits dans la vue d'obtenir un bénéfice quelconque, je dirai qu'il est impossible que de semblables sophistiqueries aient lieu dans le commerce, puisque, d'une part, la plupart de ces substances sont d'une valeur plus élevée que le sel de quinine, et que, de l'autre, elles sont souvent très vénéneuses. Je pourrais donc me dispenser de répondre à cette objection; cependant, afin de m'assurer si, dans l'hypothèse de pareils mélanges, on arriverait, sans beaucoup de manipulations, à les reconnaître, j'ai cru devoir tenter quelques essais, uniquement dans un but scientifique. C'est pour eux que je demanderai à la Société la permission d'occuper encore ses instans. Ayant donc ajouté au sulfate de quinine, dans la proportion d'un quart ou d'un cinquième environ, les corps mentionnés tout à l'heure, j'ai suivi, pour les isoler et en apprécier la nature, les modes que voici :

1°. L'emploi de l'éther sulfurique chaud; 2°. de l'eau très légèrement acidulée; 3°. la décomposition par les alcalis, suivie de quelques moyens de dissolution ou de saturation, et de cristallisation.

Dans toutes ces expériences, je me suis principalement guidé d'après les différens caractères annoncés dans les intéressans Mémoires de MM. Pelletier, Caventou, Robiquet, etc.

PREMIER TRAITEMENT. (*Éther sulfurique.*)

Un *mélange de sulfate de quinine et de narcotine pure*, traité à l'aide d'une douce chaleur par l'éther sulfurique, laisse dissoudre seulement la *narcotine;* ce principe est en aiguilles, fusible à une douce chaleur en une résine, cristallisable dans l'alcool par le refroidissement, et se dissout dans les acides sans les saturer, etc.

Un *mélange de sel fébrifuge et de sulfate de morphine,* dissous dans l'eau légèrement acidulée, puis traité par un excès d'ammoniaque, fournit un dépôt dont la quinine est enlevée par l'éther sulfurique chaud. La morphine, restée presque intacte, est cristallisable dans l'alcool par refroidissement, sature les acides, devient rouge de sang par l'acide nitrique, et bleue ou d'un vert bleuâtre par le muriate de fer au *maximum*.

Pour un *mélange de sulfates de quinine et de strychnine*, on agit comme ci-dessus; la strychnine n'étant pas sensiblement soluble dans l'éther, reste intacte. Elle est susceptible de cristalliser dans l'alcool à 35°, par évaporation; donne alors de petites aiguilles soyeuses, d'une amertume excessive, saturant les acides, et nullement volatiles, etc.

Un *mélange de sulfate de quinine et de brucine* est séparé comme les précédens; la brucine que l'éther n'a pas dissoute est très amère, soluble dans l'alcool à 20°, un peu dans l'eau ; cristallisable ; se fond facilement comme une résine ; elle est très amère, devient rouge de sang par l'acide nitrique, et dans cet état prend une teinte rose ou violacée par le protochlorure d'étain.

DEUXIÈME TRAITEMENT. (*Eau très légèrement acidulée.*)

A l'aide de l'eau acidulée par quelques gouttes d'acide sulfurique, on enlève le sulfate de quinine, mêlé soit à la pipérine, à l'hespéridine, à la caryophylline. Ces matières, restées insolubles et lavées avec soin, donnent les caractères principaux qui suivent :

Pipérine. Cristallisable en petits prismes dans l'alcool rectifié par évaporation ; ils sont souvent jaunâtres ; à peine solubles dans l'eau ; traités par les acides, ils sont altérés : l'acide sulfurique leur donne une teinte rouge ; l'acide acétique les dissout, et l'eau précipite en blanc le soluté ; les alcalis ne les altèrent pas sensiblement.

Hespéridine. Cette substance est insoluble dans l'éther sulfurique (1), dans l'eau froide ; l'alcool et l'acide acétique la dissolvent, ainsi que les alcalis ; elle cristallise en petits mamelons blancs, se fond facilement, et prend une teinte verte par l'acide nitrique. M. Lebreton a indiqué qu'elle rougit par le muriate de fer au *maximum ;* mais ce caractère n'est pas constant.

Caryophylline. Elle se présente en cristaux soyeux, blancs, insolubles dans l'eau, qu'elle surnage en partie ; l'alcool la dissout très bien, et exposée à la chaleur, elle se fond en un liquide jaunâtre qui, refroidi, cristallise promptement, etc.

TROISIÈME TRAITEMENT. (*Décomposition par les alcalis et traitemens divers suscessifs.*)

Le *sulfate de quinine mêlé à la caféine ,* peut être isolé de cette substance, en faisant d'abord dissoudre dans l'eau acidulée, et décomposant par un excès de chaux. La li-

(1) On pourrait la séparer par le premier traitement.

queur filtrée, évaporée à siccité et reprise par l'eau pure, donne un nouveau liquide qui, concentré, cristallise abondamment en petites aiguilles nacrées. Ces cristaux de caféine séchés sont très solubles dans l'eau, l'alcool, et volatils presque entièrement.

Les sulfates de quinine et de morphine, de strychnine ou de brucine, dissous dans l'eau aiguisée d'acide et décomposés par l'ammoniaque, peuvent être traités, les deux premiers, par l'alcool à 24° chaud, qui n'attaque presque que la quinine. La morphine et la strychnine seront ensuite séparément examinées, par les moyens décrits plus haut.

Quant au mélange de brucine et de quinine, il pourra être à peu près séparé au moyen de la saturation exacte de ces bases par l'acide phosphorique. Le phosphate de brucine étant à peine soluble dans l'alcool froid, reste; on le traite ensuite par l'acide nitrique, le protochlorure d'étain, etc.

On doit penser que toutes ces séparations ne sont qu'imparfaites dans leurs proportions, mais qu'elles suffisent pour apprécier sur chaque corps dissocié les caractères qui lui sont propres.

En résumant tout ce que renferment ces expériences, dont les dernières n'auront sans doute aucune utilité pour le commerce, je puis conclure :

1°. Que les quatre procédés indiqués dans l'examen du sulfate de quinine suffisent, *quant à présent*, pour en isoler les corps étrangers qui y ont été ajoutés, et constater de suite la pureté de ce sel fébrifuge ;

2°. Que ces modes sont d'une exécution facile et à la portée de tous ceux qui ont quelques notions chimiques ;

3°. Qu'il n'est pas besoin de manipulations très nombreuses pour arriver à connaître la nature de chaque substance employée à ces sophistiqueries ;

4°. Enfin, qu'en supposant des mélanges d'alcaloïdes ou d'autres principes cristallisables de nature organique, on peut encore parvenir à les distinguer par des procédés un peu plus difficiles à la vérité, mais tous très exécutables.

Quoique la plupart de ces diverses expériences n'exigeassent pas de confirmation, je pense que l'on ne me blâmera pas de les avoir répétées, en ayant égard au but dans lequel elles ont été entreprises. Je m'estimerai heureux si, en parvenant à la connaissance de tous les négocians, elles peuvent servir, sinon à détruire, du moins à paralyser quelque temps la honteuse cupidité qui porte à dénaturer chaque jour nos produits les plus précieux ; et enfin, si elles contribuent à conserver une pureté tant désirable au sulfate de quinine, dont les bienfaits, généralement reconnus aujourd'hui, rendent plus avantageuse la belle découverte de MM. Pelletier et Caventou.

IMPRIMERIE DE HUZARD-COURCIER,
rue du Jardinet, n° 12.

www.ingramcontent.com/pod-product-compliance
Ingram Content Group UK Ltd.
Pitfield, Milton Keynes, MK11 3LW, UK
UKHW020500220726
13923UKWH00006B/2658